Still geboren im November

Anita Schäfer

Arite Schäfer

Still geboren im November

Nico, mein Sternen-kind!

Ich bin unendlich traurig

Die Verarbeitung (m)eines Schicksals in Gedichten

DeBehr

Kontakt zur Autorin und der Selbsthilfegrupe
„Trauernde Eltern Bautzen“ unter
Bundesverband Verwaiste Eltern e.V.
An der Verfassungslinde 2
04103 Leipzig
Telefon: 0341-9468884

2. Auflage 2010

Herausgeber: Verlag: Verlag DeBehr, Radeberg

ISBN-13: 978-3-981-27510-0

Arite Schäfer wurde 1964 in Bautzen geboren.

Dort lebt sie heute mit ihren 5 Töchtern.

Im November 2002 musste sie in der 22. Schwangerschaftswoche ihren Sohn hergeben - ein medizinisch indizierter Abbruch.

Die Diagnose lautete Trisomie 21 (Down-Syndrom). In ihrer damaligen Familiensituation, sie trennte sich nach 18 Jahren von ihrem alkoholkranken Mann, glaubte sie nicht die Kraft für dieses Kind zu haben.

Im Januar 2003 gründete sie deshalb die Selbsthilfegruppe „Trauernde Eltern" in Bautzen.

Im März 2005 wurde sie noch einmal Mutter einer gesunden kleinen Tochter.

„Still geboren im November" ist ihr erstes Buch.

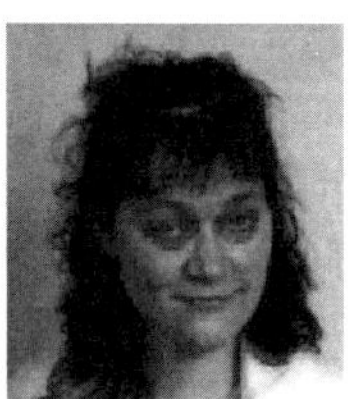

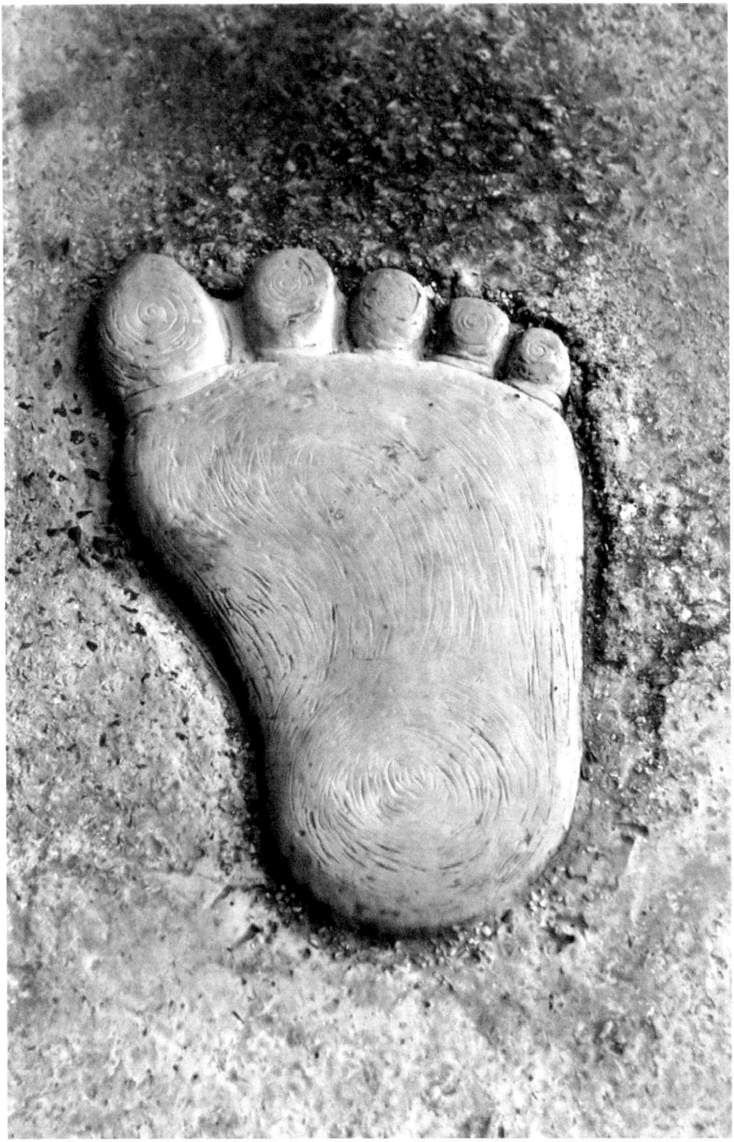

Ich bin unendlich traurig

Ich wollte und musste ein neues Leben beginnen. Am Anfang standen Fragen: Würde ich das schaffen, persönlich, finanziell und vor allem seelisch? War es gut, den Mädchen den Vater zu nehmen? Sollte ich noch aushalten? Würde sich etwas in unserer Familie endlich verbessern, das sich über die Jahre immer schlimmer geworden war? Würden der Respekt, die Achtung zurückkehren? Vielleicht sogar die Liebe? Denn war es nicht immer die Liebe, von der alles ausging? Oder würden die Mädchen so kaputt gehen wie ich, wenn ich bliebe?

Nein, es war sinnlos zu hoffen, zu fluchen, zu diskutieren. Ich stand vor dem Scherbenhaufen meiner Ehe, aufkehren wollte ich nicht auch noch. Ich trat die Flucht nach vorn an.

Und dann hatte ich es geschafft.
Nach Jahren der Ehehölle, nach Gewalt, Schlägen, Tyrannei, Demütigungen, den ständigen Alkoholexzessen meines Mannes, war ich nun alleinerziehende Mutter von vier gesunden und glücklichen
Mädchen.
Ich hatte es einfach satt gehabt! Ausgebrannt und unglücklich hatte ich noch so viel Kraft entwickelt, das unsägliche Drama zu beenden. Die Trennung von meinem alkoholkranken Mann hatte mich sehr viel Kraft gekostete. Eine neue Wohnung in einem neuen Ort, ganz für die Kinder da sein, auch mal an mich denken.

Nach Jahren keine Angst mehr zu haben, dass jemand von uns geschlagen oder seelisch zerstört wird - ja, die Vorteile überwogen deutlich. Ich hatte meine Ziele erreicht, es konnte nur noch aufwärts gehen. Wir fünf atmeten auf.

Doch das Schicksal hielt für mich noch einen brennenden Scheit der Seelenqual bereit. Es legte zu all der Trauer und Verzweiflung, die ich hinter mich gebracht hatte, zu all der Hoffnung, die mein neues Leben mir und meinen vier Kindern nun bot, noch etwas Schmerzliches oben auf.

Was waren schon meine bisherigen Entscheidungen im Leben im Vergleich zu der, vor der ich Ende 2001 stand?

Im November 2001 hatte ich die wohl schwierigste Entscheidung in meinem Leben zu treffen.

Mein Leib wölbte sich, ich erwartete mein fünftes Kind.

Nicht, dass ich mir kein weiteres Kind hätte vorstellen können, wenn auch die Situation alles andere als passend war. Nur hatte ich bereits ein Alter erreicht, in welchem Frauen als Risikoschwangere eingestuft werden. Und Risiken wollte ich definitiv ausschließen.
Ich ließ mein Ungeborenes genetisch untersuchen. Noch heute frage ich mich, was wäre, hätte ich auf diese Untersuchung verzichtet. Bei der Amniozentese (Fruchtwasseruntersuchung) wur-

de festgestellt, dass mein Kind behindert ist - die Diagnose lautete Trisomie 21.

Die Welt um mich herum stand still. Ich legte die Hand auf meinen Bauch. Unter meinem Herzen strampelte mein Kind, ganz sacht, als wolle es mir nicht weh tun.

Der Arzt drängte mich. Ich hatte eine Entscheidung zu treffen: Trage ich mein ungeborenes Kind aus oder nicht?
Trage ich ein langes Leben in mir oder einen viel zu frühen Tod? Würde mein Kind leben - und würde meine Kraft reichen?

Die Tage darauf verbrachte ich wie im Rausch.

Es war nicht mehr viel Zeit zum Überlegen, nicht mal eine Woche, sagte der Arzt. Mein von mir getrennt lebender Noch-Ehemann überließ mir die Entscheidung, schob mir die Verantwortung einfach zu. War es ihm egal?

Alleingelassen mit meinen Gedanken und Gefühlen kreisten Ängste in meinem Kopf. Ich wurde immer verwirrter. Panischer.

Keiner war bei mir, der dieses Chaos ordnen konnte. Niemand nahm mich in den Arm, hörte mir zu, half.

Das Muss der Entscheidung überstieg meine Kräfte.

Angelangt an einem dunklen seelischen Tiefpunkt schien mir die Trennung von meinem ungeborenen Kind die einzige Lösung.

Ich gehöre zu den vielen Tausend Müttern, die sich jedes Jahr still und leise von ihren ungeborenen Kindern trennen, die jedes Jahr unter Seelenqualen leiden und Zeit ihres Lebens nicht wissen, ob die gefällte Entscheidung die richtige war.

Ich gehöre zu den vielen tausend Müttern, die sich ein Leben lang Vorwürfe machen und sich und ihr Tun immer und immer wieder in Frage stellen.

Ich gehöre zu den vielen tausend Müttern, die sich gegen ihr krankes Kind entschieden haben und sich nun schuldig fühlen.

Ich gehöre zu den vielen tausend Müttern, die nach der getroffenen Entscheidung eine Hölle durchleiden.

Und ich gehöre zu den vielen tausend Müttern, die ihr verlorenes Kind vermissen.

In der 22. Schwangerschaftswoche brachte ich meinen Sohn Nico zur Welt. Er war so klein, so zerbrechlich. Zierliche Finger, feingliedrig. Ich hielt ihn im Arm. Ich roch ihn, ich küsste ihn, ich streichelte ihn. Über diese, wenn auch kurze Zeit mit ihm bin ich froh.

Noch heute quälen mich Gedanken, ob ich das Richtige getan habe Und diese Qual wird nie enden. Aber sie wird verblassen, jeden Tag ein Stückchen mehr. Und wird einem inneren Frieden Platz machen in Gedanken an meinen Sohn NICO, still geboren im November 2001.

Dies ist nun sieben Jahre her. Ich habe jetzt genug Kraft.

Ich möchte mit diesem Buch ein Zeichen setzen. Ich möchte Nico ein Denkmal setzen und ich möchte den tausenden Frauen, die wie ich entscheiden mussten, sagen: Heute kann ich wieder lachen, kann wieder am Leben teilhaben. Die Schmerzen werden irgendwann nachlassen, die Seele heilt.

Mein Leben hat wieder einen Sinn.

Im November 2001 war es sinnentleert. Ich trauerte und zweifelte. Dank meiner Kinder hielt mich das Leben am Leben.
Heute sehe ich vieles anders, in einem neuen Licht. Ich bin ein Mensch geworden, der seine Aufgaben und Ziele neu gesteckt hat, der gelernt hat, mehr in sich hineinzuhören und der häufiger aus dem Bauch heraus Entscheidungen trifft.

Mit meinen Gedichten verarbeite ich meine Trauer, lasse den Gedanken und Gefühlen freien Lauf und möchte sagen: „Heh, lasst die Trauer zu! Wir Tausend Mütter haben auch das Recht, unsere Kinder zu beweinen. Diese Entscheidung ist keine leichte gewesen. Nehmt den Kopf hoch, ihr seid nicht schuldig! Wir tragen unsere Kinder im Herzen, ewiglich. "

Im Januar 2003 gründete ich die Selbsthilfegruppe „ Trauernde Eltern " Bautzen, um betroffenen Eltern die Möglichkeit zu geben, das Geschehene zu verarbeiten und darüber zu reden.

Um über eine Thema zu reden, dass für viele ein Tabu ist.

Das Tabuthema Trauer.

Mutterliebe

Ich denk'an dich an jedem Tag.
Ich hab'dich nie verloren.
Niemand ahnt, wie ich dich mag,
denn ich habe dich geboren.

deine Mami

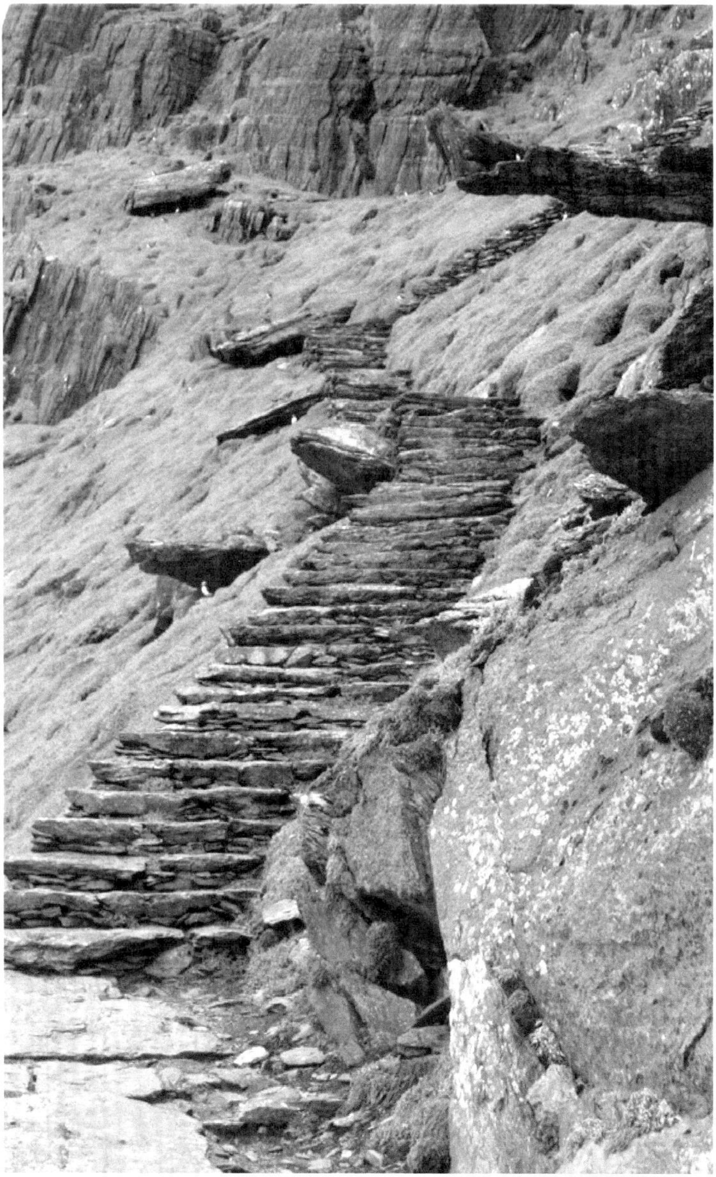

Ich liebe dich

Ich bin unendlich traurig,
dich nicht mehr in mir zu spüren.
Ich bin unendlich traurig,
dass du nicht mehr bei mir bist.

Ich bin unendlich traurig,

nicht zu wissen, wie es dir geht.
Ich weiß, dass du jetzt schläfst - für immer.

Aber wo?

Und warum passierte
das grade dir und mir?
Bin ich schuld, dass ich nicht zuließ,
dein Leben dir zu lassen?
Wie wäre es gewesen?

Ich weiß es nicht!

Nur deshalb, weil ich es nicht weiß,
hab' ich diesen Schritt getan.
Fünf Monate lang trug ich dich
stolz unter meinem Herzen.
Ich war so froh, ich wollte dich.
Schon liebte ich dich, jeden Tag
mehr, in Stunden, in Minuten und Sekunden.

Ich bin so unendlich traurig!

Ich habe dich
richtig geboren
und du lagst in meinem Arm.
Ich sah dich, hielt dich,
nahm dich an.

Warum so kurz?
Nur klein warst du, so klein, so zart.
350 Gramm, knapp 20 cm.
Friedlich schliefst du,
die Geburt - zu schwer für dich zu überleben.
Wo solltest du die Kraft hernehmen?

Ich bin so unendlich traurig!

In meinem Herzen trage ich
dich immer, immer noch bei mir!
Verzeih' mir, Nico, du mein Kind.
Ich liebe dich, ganz sicher!

09. Dezember 2001

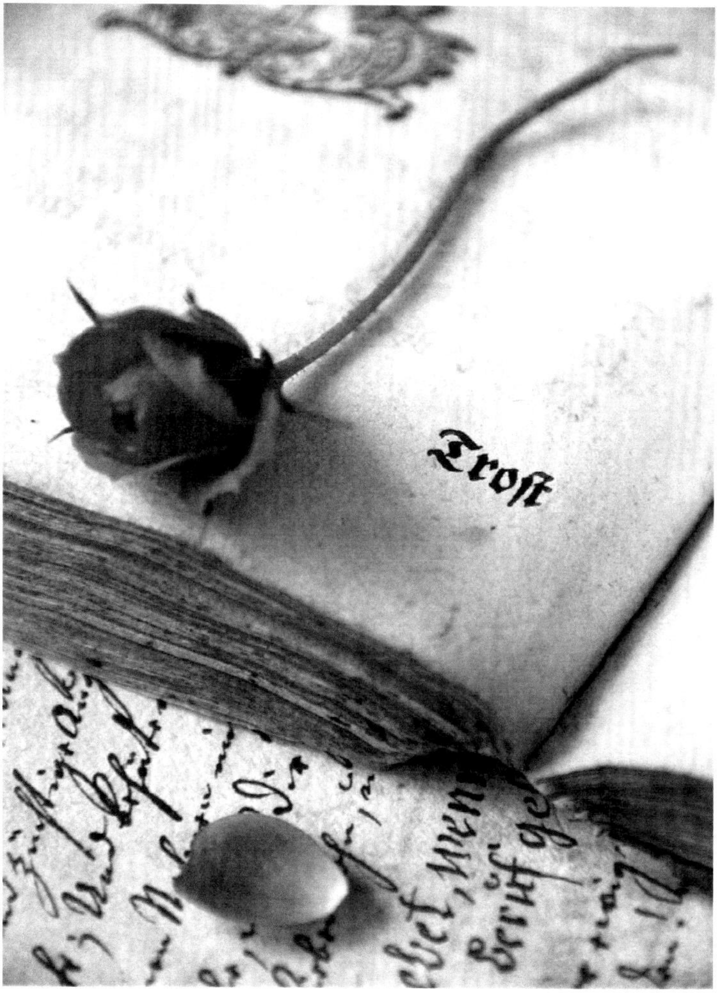
Trost

Stark sein

Du musst stark sein,
verlangt man von mir.

Bin ich es nicht, allein,
als Mutter von vier Kindern?

Es reicht noch nicht.

Du musst stark sein,
auch wenn es schwer ist.
Du glaubst, ab jetzt
geht gar nichts mehr.

Du musst stark sein,
musst es wollen,
auch dann, wenn jeder Ausweg fehlt.

Du musst stark sein.
Ich versuche es.
Es ist nicht leicht.

Stärke kommt aus dem Inneren,
von Erfahrungen, Erlebtem.
Denke an dich, egal was kommt.
Vergiss nicht deine Kinder!

Lass dir auch helfen,
es zu finden.

Lass Schicksalsschläge hinter dir,
die sind es, die so stark dich machten.
Du wirst die Stärke haben,
viel mehr zu meistern als noch heut'.

Ganz einfach:
Du musst stark sein.

Lass dich nicht unterkriegen!
So habe ich mir helfen lassen,
herauszufinden, was ich will,
und wer ich bin und auch,
was gut ist
für mich, für dich und für uns alle.

Denn bin ich glücklich,
sind es die Kinder auch.

Ich kenne dahin jetzt
die besten Wege.

Denn ich bin stark!

05. Februar 2002

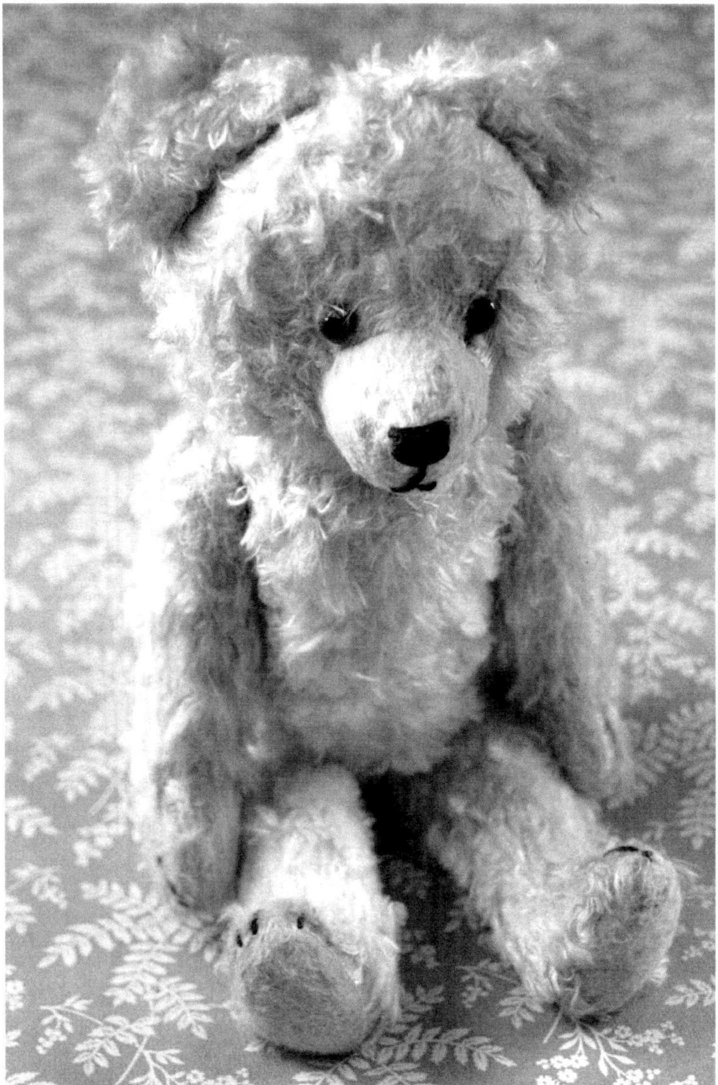

Manchmal

Manchmal möchte man Dinge tun,
man weiß nicht, ob sie richtig sind.
Manchmal muss man Dinge tun,
verdrängen will man die am liebsten!
Nimm dir den Mut dazu,
und du wirst sehen,
danach fühlst du dich freier.

09. Februar 2002

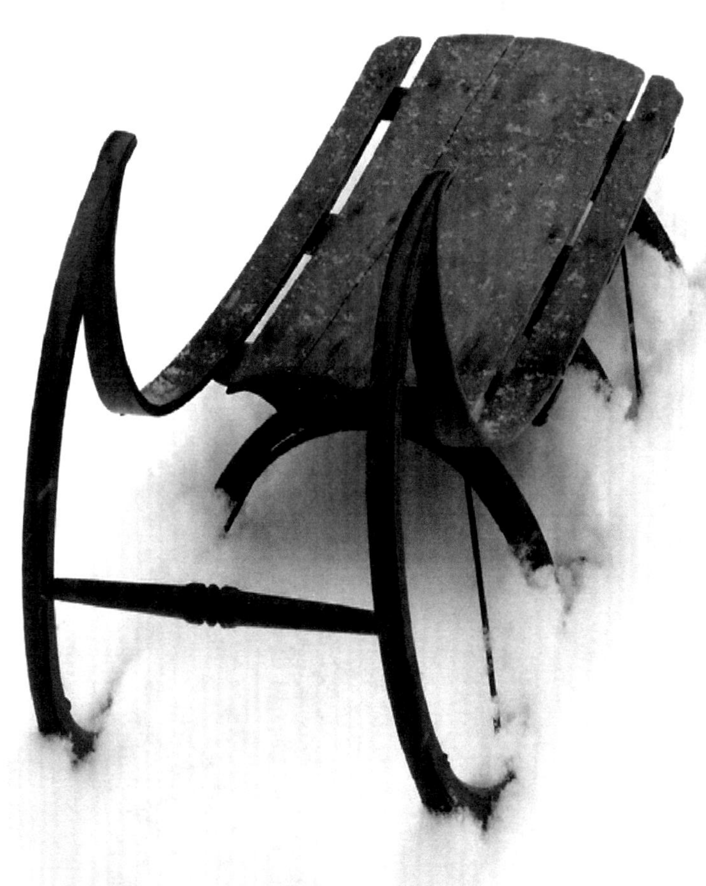

Entscheidungen

Als Kind wirst du ermutigt,
Entscheidungen zu treffen.
Als Teenager wirst du geleitet,
Entscheidungen zu treffen.
Als Erwachsener musst du Entscheidungen
treffen.

Manch einer nimmt zu gerne an,
dass für ihn mit entschieden wird.
Leichtester Weg,
nicht selber denken zu müssen.
Aber was wird sein,
wenn jener Mensch,
der stets für dich entschieden hat,
dich eines Tages verlässt?

Dann stehst du irgendwie
nur dumm da!

10. Februar 2002

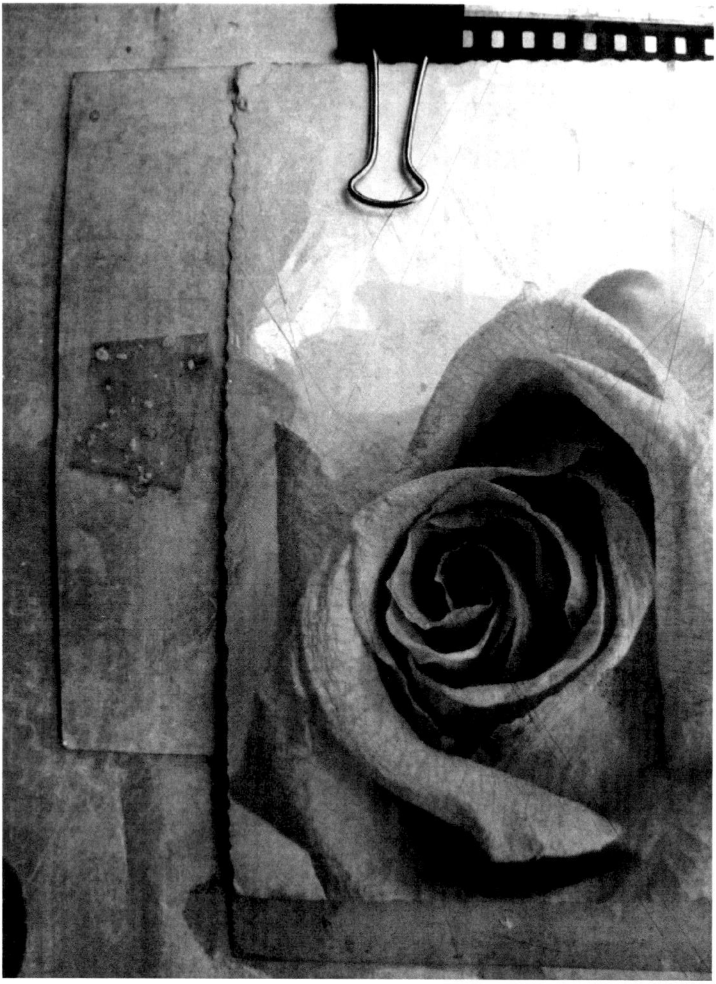

Bei dir sein

Ganz stille und ganz sacht
ist mein Engel aufgewacht.
Auf einer Wolke fein
konnt' ich im Schlafe bei dir sein.

Eingehüllt in weiches Tuch
hast du mich im Traum besucht.
Wir lagen beisammen,
und es war schön
dich noch einmal
bei mir zu sehn.

Ich danke dafür,
für dein Erspüren.
Werden Träume
dich zu mir führen?

Ich möchte nur schlafen
und von dir träumen,
komm zu mir im Schlaf,
lass uns nichts versäumen.

Ich halte Dich warm
wie ich's nicht vermocht,
komm lieber Engel,
mein Nico, komm doch.

Voll Liebe und Wärme
ich glaube es kaum,
doch es ist unser
gemeinsamer Traum.

25.Februar 2002

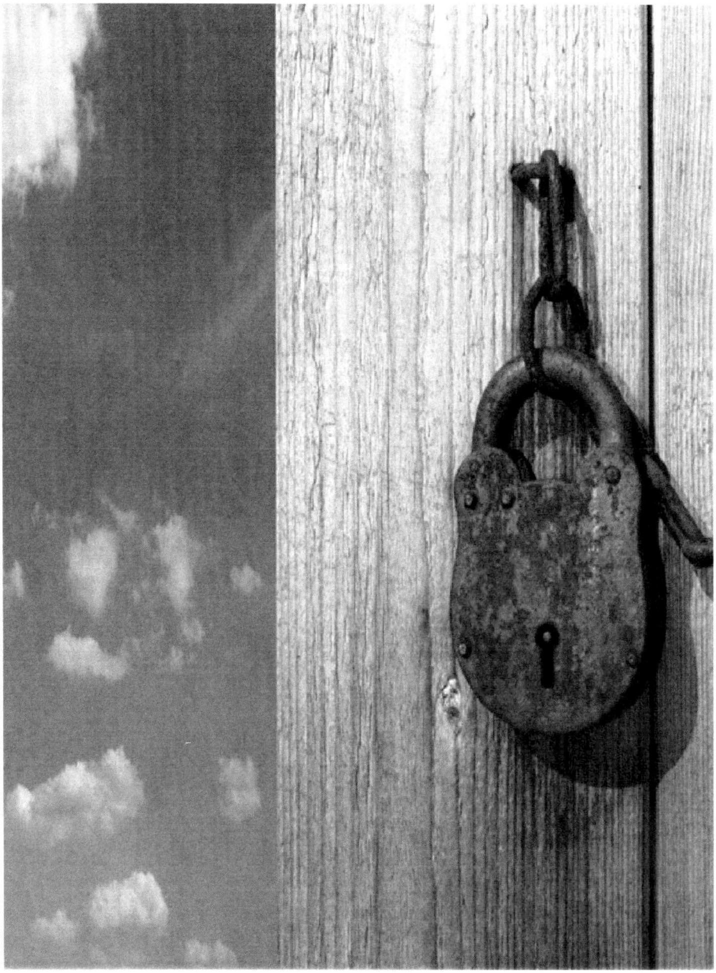

Folge deinem Gefühl!

Folge deinem Gefühl!
Nur du weißt,
was richtig für dich ist.
Höre nicht auf die anderen,
auch wenn die
ganz anderer Meinung
sind.

Zärtlichkeit, Aufmerksamkeit, wo bekomme ich das nur her - und von wem?

Man kann sich verstecken,
oder: Man kann aus seinem Leben etwas machen.

Gefühle muss man zulassen, sonst erdrücken sie dich.

Februar 2002

Nico - Mein Liebling

An deinem Grab
hab ich gestanden,
heute - an deinem Geburtstermin,
wie jeden Tag,
seit du hier deine letzte Ruhe fandest.

Es regnete.
Es hätten können meine Tränen sein,
die da vom Himmel fielen.

Doch meine Tränen kamen noch dazu
und fielen auf dein Grab.
Ein Meer von Tränen,
Wasserfall.

Nicht aufzuhalten –
und ich wollt' es nicht.
Ließ es geschehen.

Unaufhörliches Schluchzen,
unendlich viele Tränen,
vermischt mit dem Regen.

Voller Weh in meinem Leib,
stand nur so da,
den Kopf voll kreisender Gedanken
um dich
in deinem weißen Sarg.

Warum nur liegst du dort
und nicht in meinen Armen?
Lebendig, warm, satt und zufrieden - nicht
TOT!

Warum ist dieser Traum zerplatzt
an diesem Tag im Monat November?

WARUM?

14. April 2002

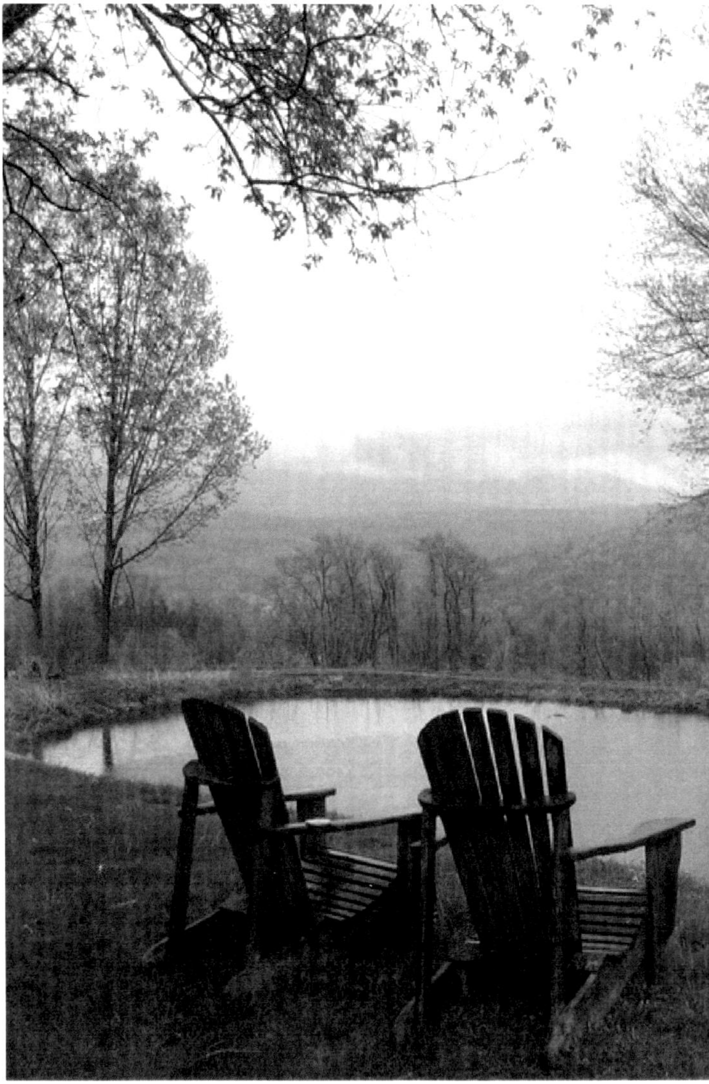

SCHREIEN

SCHREIEN möchte ich,
in den Tag hinein.

Laut, so laut es geht.

SCHREIEN möchte ich,
was aber bringt es mir?

SCHREIEN möchte ich!

WARUM ist NICO jetzt nicht hier?

SCHREIEN möchte ich!

Ich habe Angst!

Ich ersticke am ungeschrienen Schrei.

13. Mai 2002

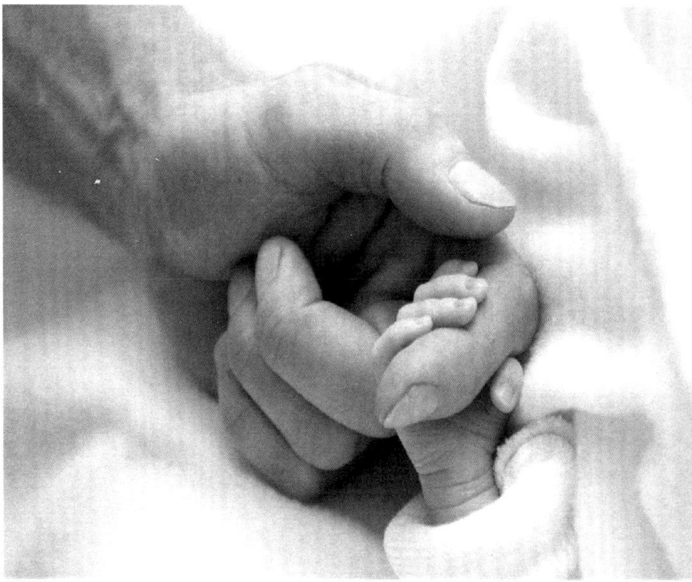

Du fehlst

Ich wache früh auf - du fehlst.

Die Tage verbringe ich ohne dich,
auch die Nächte.
Es vergeht nicht ein Augenblick,
in dem ich nicht an dich denke.
Der ganze Tag, das ganze Leben wäre anders
mit dir - erfüllter.
Es ist so leer ohne dich.
Du fehlst mir so sehr!
Ich kann es immer noch nicht glauben,
denn du bist
nicht bei mir.
Du fehlst mir.
Keiner weiß oder kann auch nur erahnen,
wie es in mir aussieht.
Keiner sieht im Inneren meine offenen,
nässenden Wunden,
die sich nicht schließen wollen.
In Gedanken bist du immer bei mir.
Viele Male am Tage kommen sie, die WENNs
und ABERs.
Dann gehe ich hin zu dem Ort, an dem du
letzte Ruhe fandest.
Nico, du fehlst mir! Wann kann ich loslassen?

05. Oktober 2002

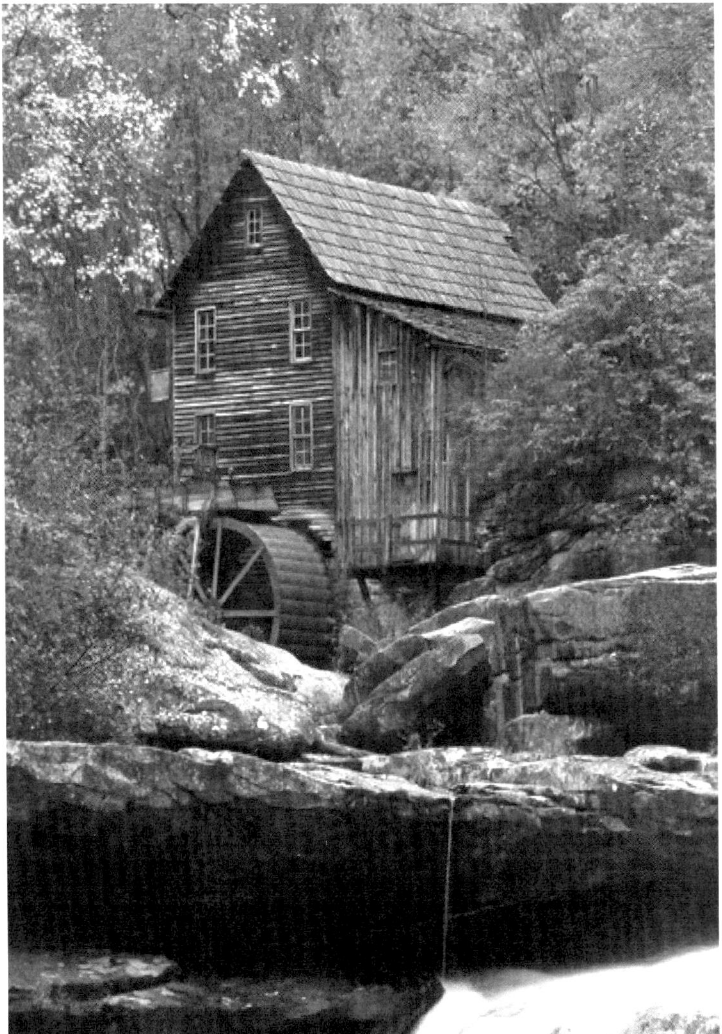

Wo bist du?

Ein Sternlein leuchtet im Abendlicht.
Ich denke an dich,
aber sehe dich nicht.

So weit entfernt
und doch so nah
und in Gedanken immer da.

Ich hätte dich so gern gekannt,
jedoch dies Glück blieb mir verbannt.

Voll Schmerz
die Sehnsucht
ist nach dir,
die vielen Fragen bleiben mir.

Ich suche nach dir - und finde nicht.

Was bleibt, ist Schmerz, der nie erlischt.

04. Mai 2003

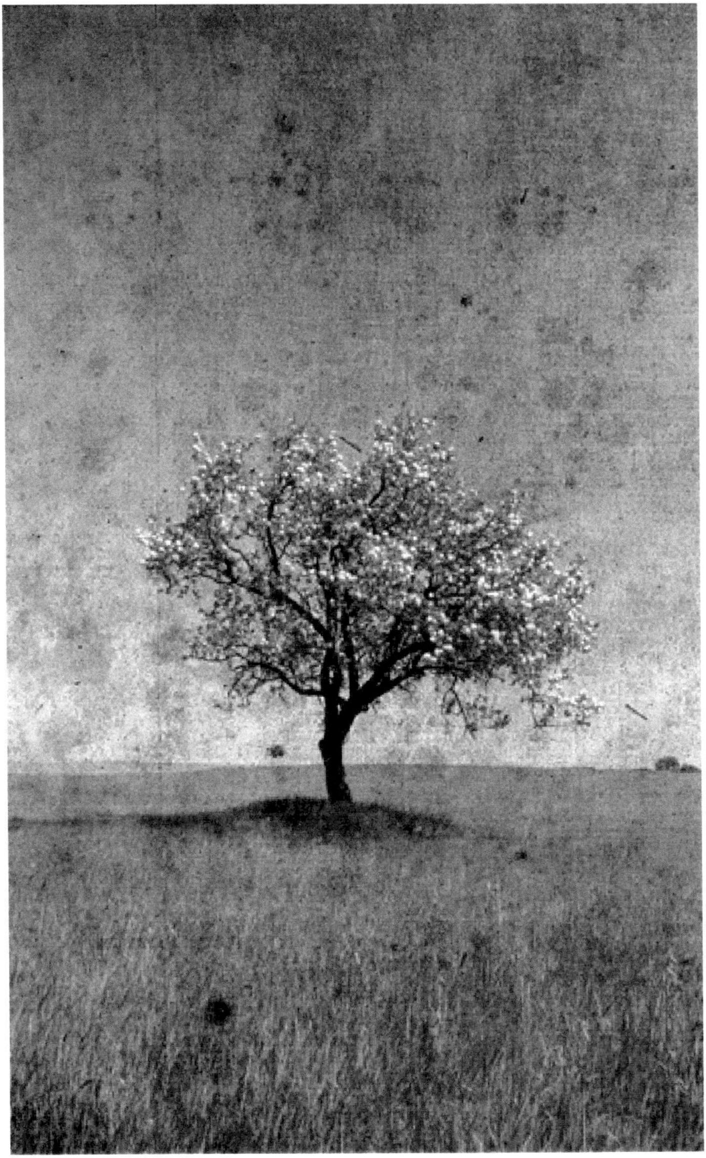

Was ist los mit mir?

Sehnsucht, Wut und Schmerz.

Das alles überfüllt meine Seele.

Wo ist die Liebe, auf die ich warte?

Wo ist Verständnis?

Angst macht sich breit.

Ich kann nicht mehr!

Warum ist es so gekommen?

Was erwartet mich noch?

Wie viel kann ich ertragen?

Alles stürzt auf mich ein.

Ich sterbe ab, innerlich, tote Seele.

So tot wie mein Kind.

11. September 2003

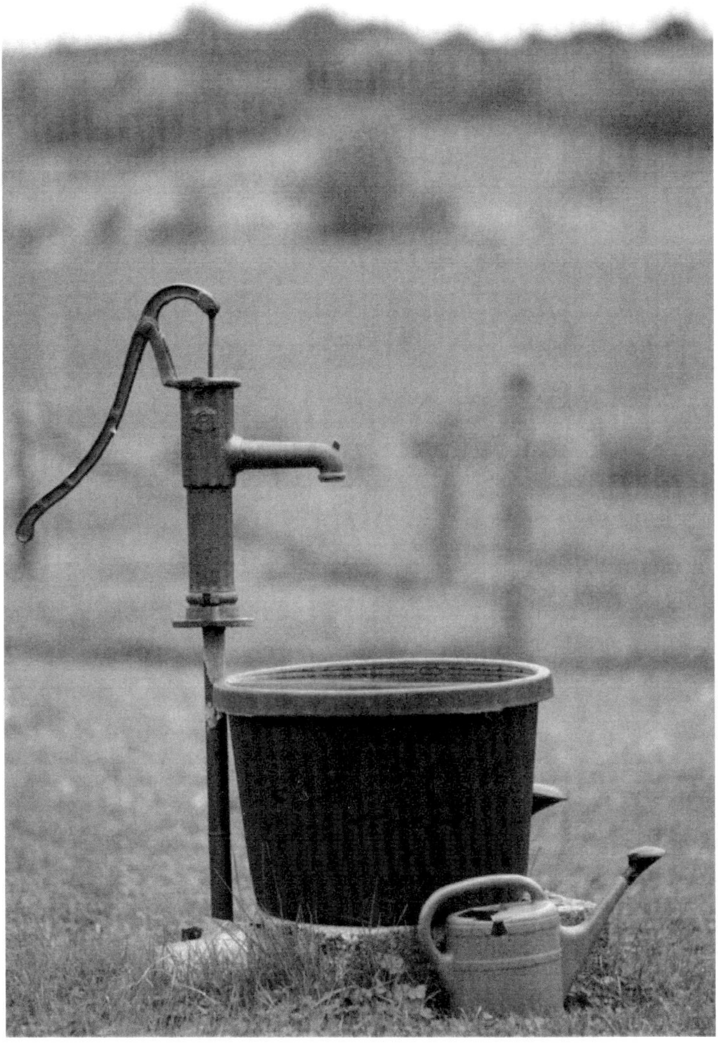

Sehnsucht

Meine Liebe zu dir
geht über den Tod hinaus.

Du wirst immer in meinem Herzen sein.

Ich werde immer an dich denken.

Obwohl ich dich, mein lieber Nico,
nicht kennen lernen konnte.

Du begleitest mich in meinen Gedanken.

Ein Bild von dir ist alles was ich habe.

Wie unsichtbare Energie
begleitest du mich überall.

Ich spüre dich.

Du bist immer um mich herum.

Ich liebe dich!

14. September 2003

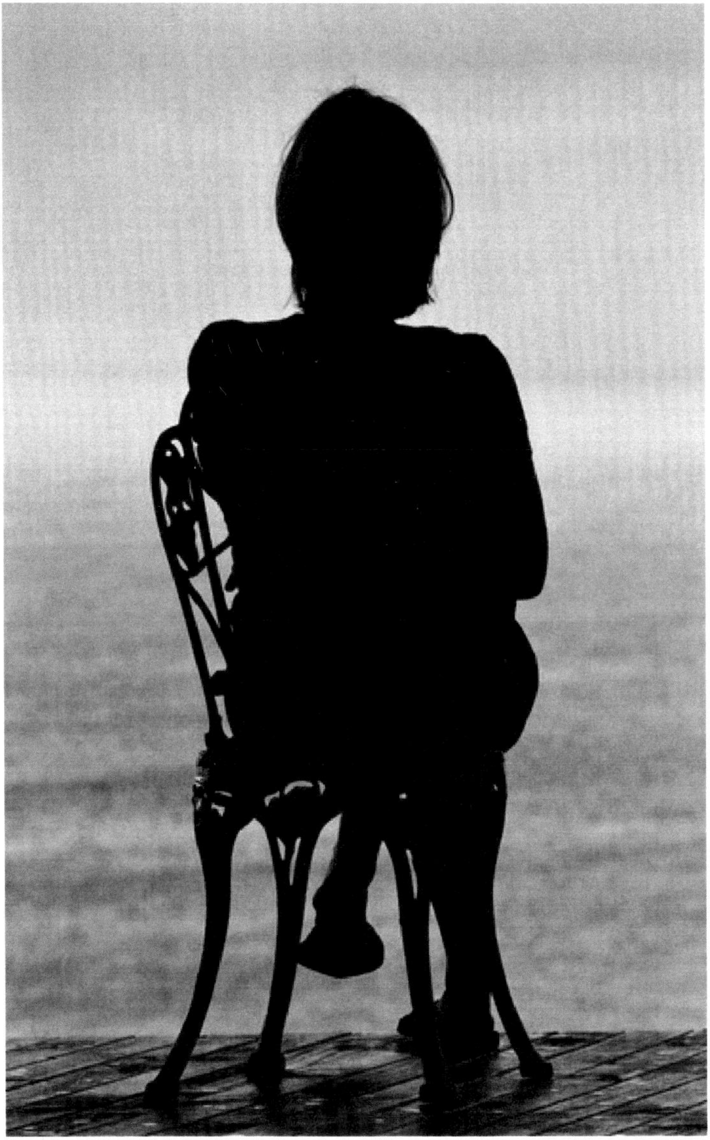

Kraft

Gib mir die Kraft, ich bin so schwach.
Keine Ahnung mehr davon,
wie stark ich mich mal glaubte.
Ich war stark.

War ich das?

Es ist so lange her.
2 Jahre nach deiner Geburt, nachdem ich dich
verlor, ist alles wieder so nah, ist so real,
wie gestern erst geschehen.

Tränen, nein, Tränen gibt es keine.
Sie scheinen alle schon geweint.
Mein Körper gibt keine mehr frei,
behält sie und ich spüre es.
Bin ausgetrocknet.

Trauer, Wut und Einsamkeit erfüllen mich von
innen mit Schmerz, der niemals aufzuhören
scheint.

Den Weg zu finden an dein Grab. Ich kann es
nicht! Es geht nicht! Was ist noch wichtig?

28. November 2003

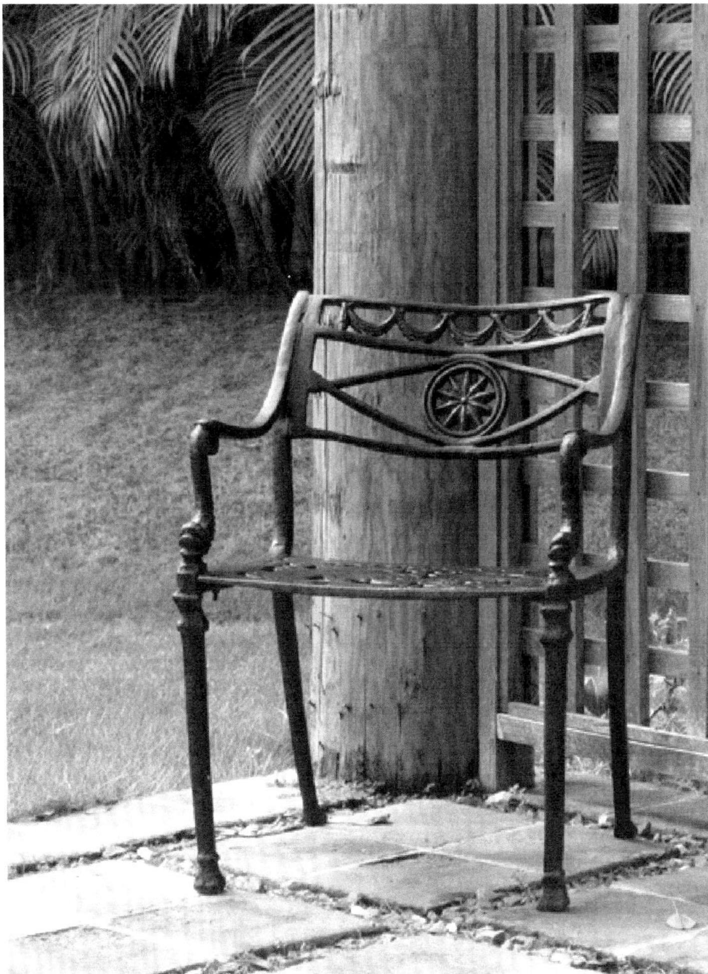

Wir sehen uns wieder!

Schlafe schön,
mein kleiner Stern.
Ich denk an dich,
bist du auch fern.
Ich liebe dich,
bist unvergessen.
Die Zeit mit dir
will ich nicht missen.

Sie war nur kurz,
die Zeit mit dir.
Doch dafür, Schatz,
danke ich dir.
Ich spürte dich,
du glaubst es kaum.
Für mich jetzt immer
wie ein Traum.

Deinen Körper spüren
- in deine Augen seh'n.
Deine kleinen Hände
- du könntest schon geh'n.

Ich hätt' dich bei mir,
ach so gern

doch weit,
so weit
ist weg
dein Stern.

Schick mir die Kraft,
die ich so brauch,
für deine Schwestern bitte auch!

Wie gern,
so gern
hätt' ich dich hier!

Ein Wiedersehn versprech' ich dir.

29. November 2003

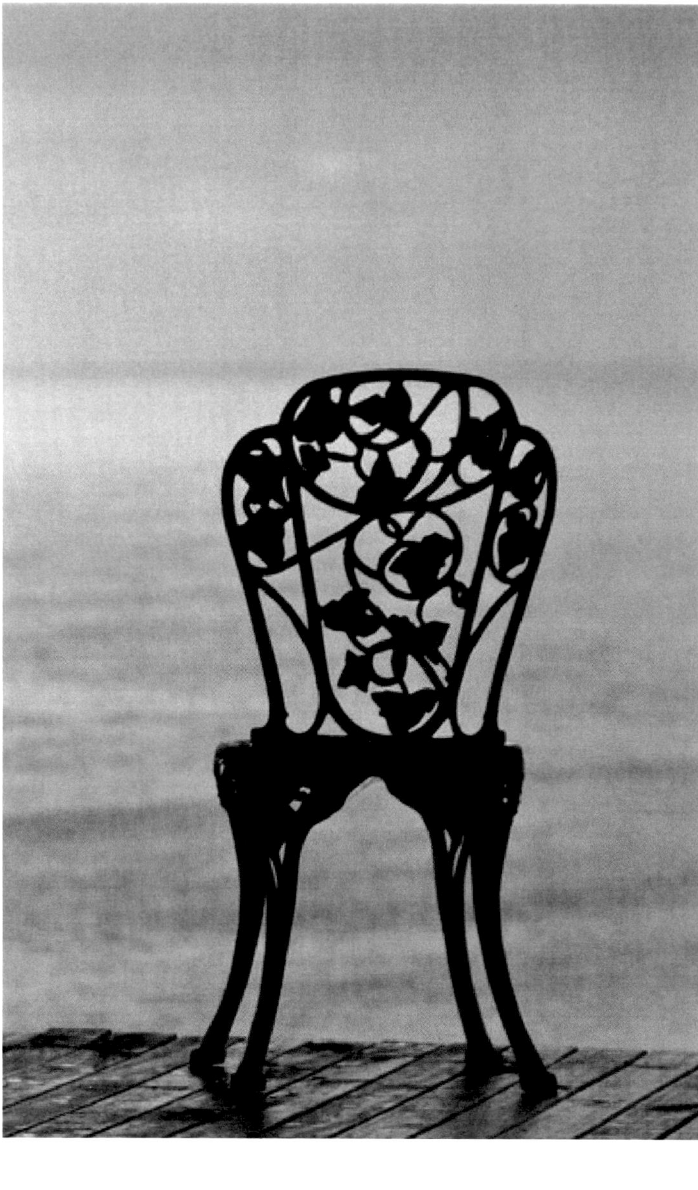

Nicos 2. Geburtstag

Ein Sehnen erfüllt mich mit Licht.

So etwas gibt es eigentlich nicht!

Zwei Jahre wärest du heute geworden.

Warum bist du nicht gesund geboren?

Immer bin ich ganz nah bei dir.

Ich spüre dich. Auch du bist bei mir.

Mit rinnenden Tränen
und dich im Herzen
zünde ich für dich an zwei Kerzen.

Ein Teil meines Lebens bist auch du.

Ich trag' dich im Herzen ,
mein Sohn,
immerzu!

14. April 2004

Mein Sternlein

Es leuchten die Sternlein
vom Himmel herab.

Auch du,
mein Baby,
mein Nico,
bist dabei.

An jedem Abend
schau ich zu dir hinauf.

Und du siehst zu mir herab.

Unsere Strahlen treffen sich.

Sie sind vereint - für immer.

13. Mai 2004

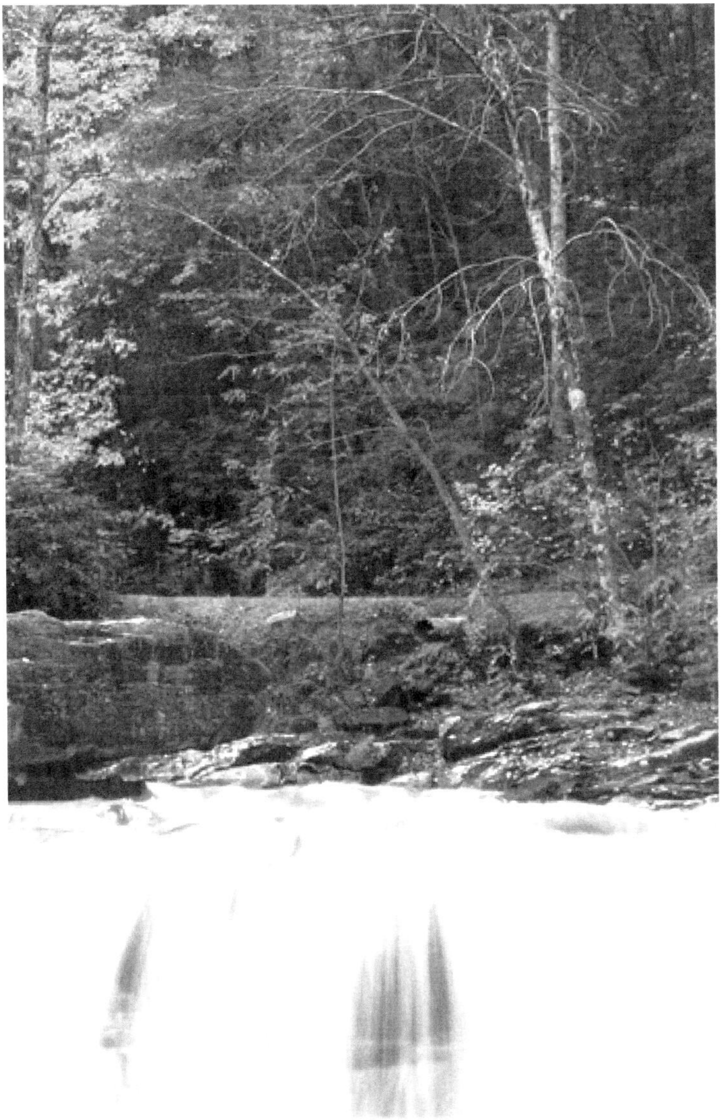

Irgendwann, glaube mir

Irgendwann, im hellen Schein, werd' ich für immer bei dir sein.

Irgendwann, so glaube mir, bin ich ganz, ganz nah bei dir.

Dort oben am Himmel, da bist du, herunter vom Stern schaust du mir zu.

Für mich das Leben weitergeht, das Rad der Zeit nicht stille steht.

Nico, du, du hast du die Kraft, die uns zu beschützen schafft.

So vieles liegt für mich noch hier, doch dann, mein Kind, saus' ich zu dir.

Dahin ist's noch ein weiter Weg, leb' ohne dich, so gut es geht.

Du bleibst im Herzen immer da, tief innen bist du mir so nah.

07. November 2005

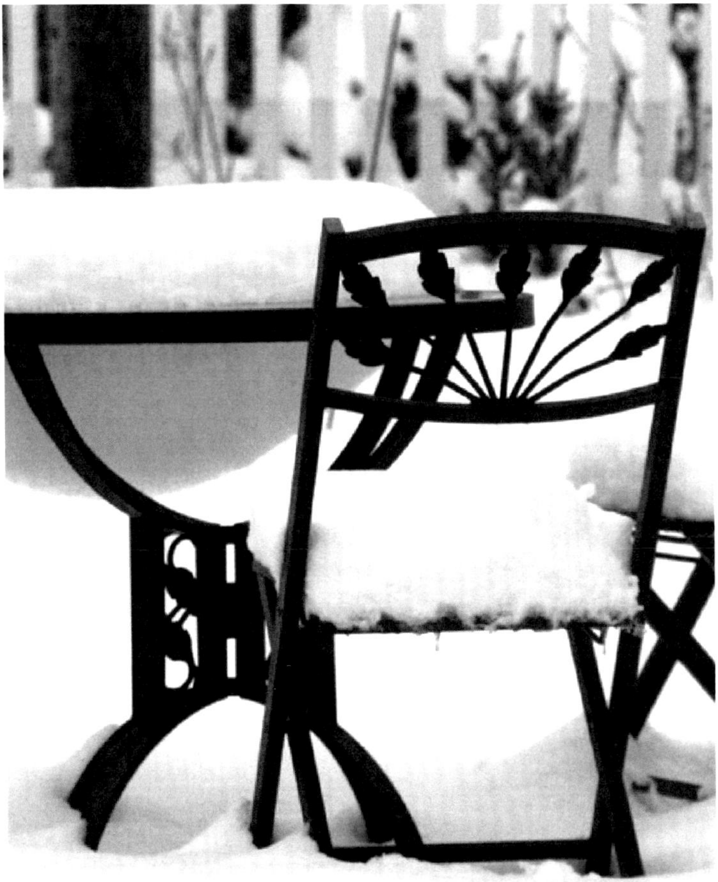

An Mami

Mami,
gib deinem Leben jetzt Sinn,
du weißt,
dass ich in deinem Herzen bin.

Such nicht nach mir,
ich bin doch da,
so wie ich's immer
für dich war.

Ganz sicher wird es
ein Wiedersehen geben.
Wir sehen uns später.
Leb erst dein Leben!

Ich werd' dich beschützen,
bin für immer dein Kind,
noch aus der Ferne
doch irgendwann sind
wir beide wieder
ganz dicht und ganz nah
wie ich es für dich
immer schon war.

20. November 2005

Im Herzen

Wärmende Sonne über dem Land.

Zu gerne,
mein Kind,
hätt' ich dich an der Hand.

Die kalten Winde ziehen umher.
Warum nur mache ich es mir so schwer?

Wie jedes Jahr
tagaus, tagein,
möcht ich mit dir zusammen sein.

Doch du konntest nicht bei mir sein.
Ich blieb hier zurück, auf der Erde, allein.

Wie stets in der grauen Jahreszeit
macht sich Bedrückung in mir breit.

Kann es immer noch nicht begreifen.
Kann es immer noch nicht fassen.
Ich fühle mich so sehr verlassen!

Es nützt nichts,
das Jahr geht wieder zu Ende.
Nehm' dich in Gedanken
in die Hände.

Im Herzen
bist du
stets
ganz tief
drin,
weil
wir
immer
Baby und Mama
sind.

09. November 2007

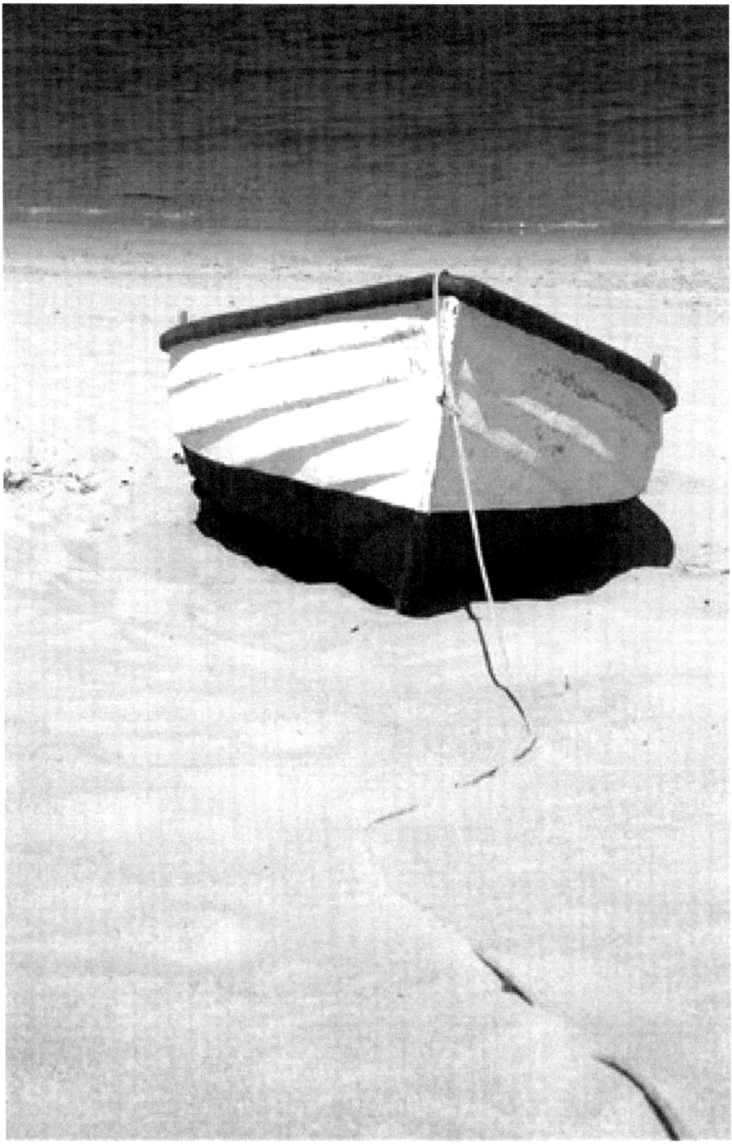

Ausblick

Jedes Jahr gehen tausende Frauen den Weg, den ich gegangen bin.

Es war kein leichter Weg - und die Entscheidung fiel mir alles andere als leicht.

Mir fehlt mein Sohn jeden Tag, jede Stunde, jede Minute, jede Sekunde meines Lebens.

Was wäre, wenn ... ich mich damals anders entschieden hätte?

Was wäre, wenn ... NICO heute bei mir wäre?

Ja, ich trauere um mein Kind. Jeden Tag.
Ich möchte Betroffenen Mut machen, Ihre Trauer zuzulassen.

Und ich möchte sagen: „IHR SEID NICHT ALLEIN!!!“

Ich werde immer und ewig an dich denken, Nico!

Arite Schäfer

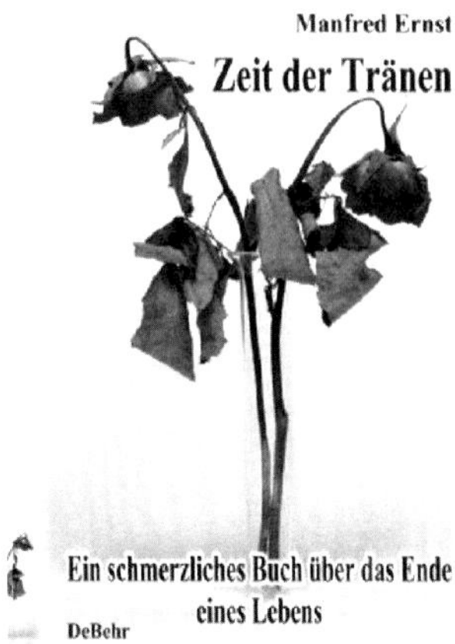

Zeit der Tränen - ein schmerzliches Buch über das Ende eines Lebens

Manfred Ernst

ISBN: 978-3941758513

Die Diagnose lautet: KREBS! Eine Heilung? Unmöglich. So niederschmetternd die Aussage der Ärzte ist, so stark und würdig ist die Patientin, eine stille und bescheidene Frau. Die letzten Monate, Wochen und Tage begleitet ihr liebender Ehemann sie, die aus dem Leben Scheidende. Sie hatten auf ruhige gemeinsame Jahre gehofft. Doch der Tod fragt nicht, ob er willkommen ist. Das Werk des Autors Manfred Ernst ist ein liebevoller Nachruf auf seine geliebte Frau und zugleich erschütterndes Dokument eines schweren und am Ende aussichtslosen Kampfes gegen den Feind im eigenen Körper. KREBS! Die Fälle häufen sich, immer mehr Menschen sind betroffen, eine schreckliche Erfahrung nicht nur für die Kranken, sondern auch für ihre Angehörigen. Mit seinem Buch gibt der Autor denen Trost, die zurückbleiben: "Auch Sie sind nicht allein."

Mehr Hilfe im Leid bei DeBehr

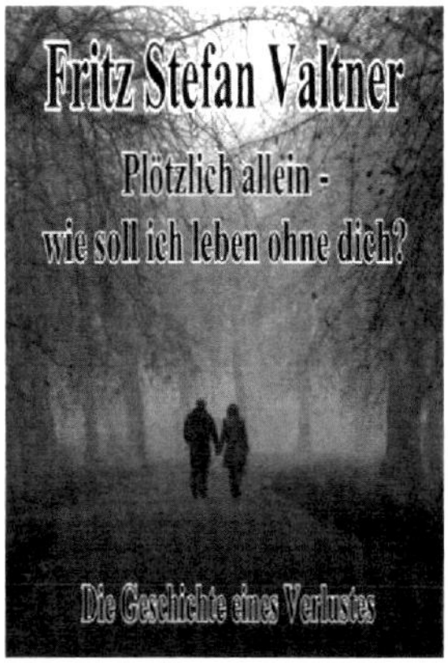

Plötzlich allein - Wie soll ich leben ohne dich?

Die Geschichte eines Verlustes

Fritz Stefan Valtner

ISBN: 9783939241058

Das erfolgreiche Buch "Das Leben und Wirken des Strohwitwers Fritz" hatte einen traurigen Hintergrund. Die geliebte Frau des Autors Fritz Stefan Valtner erlitt einen schweren Unfall, von dessen Folgen sie sich nicht mehr erholen sollte. In seinem neuen Buch beschreibt der liebende Ehemann den Weg eines langsamen Abschiedes - eines Abschiedes für immer. Es gibt zwei Zeiten - die Zeit vor dem Lebewohl, die erfüllt ist von Schmerz, Bangen und Hoffen auf ein Wunder - und die Zeit danach. Diese macht einer Leere Platz, dem Verlust, dem unsäglichen Schmerz. Fritz Stefan Valtners Buch ist ein Begleiter in der Trauer. Denn bei all der Wehmut ist da doch die Erinnerung an schöne Zeiten, an die Liebe, an die Zweisamkeit. Und diese kann auch der Tod nicht nehmen...

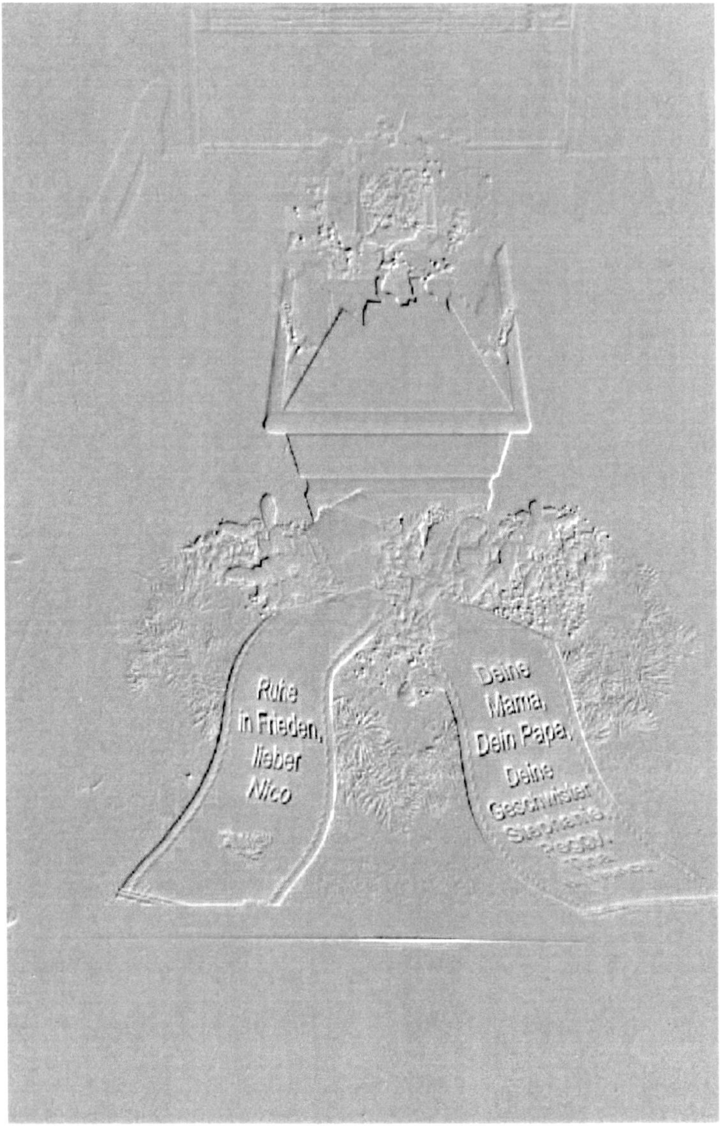
Ruhe
in Frieden,
lieber
Nico
Deine
Mama,
Dein Papa,
Deine
Geschwister